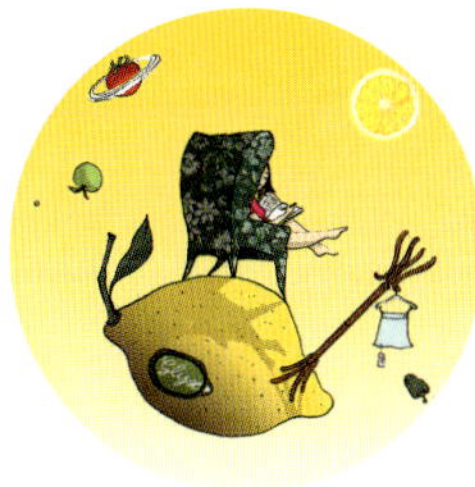

# DIE GLYXBOX

## *Das Tagebuch*

MARION GRILLPARZER

GLYX-Tagebuch: **1. Woche** von ____________ bis ____________

| Woche | Sa | So | Mo | Di | Mi | Do | Fr |
|---|---|---|---|---|---|---|---|
| **ZELLSCHUTZ** *Stand das heute auf Ihrem Tagesplan? Geben Sie sich einen dicken roten Bonus-Punkt für alles Erreichte ...* | | | | | | | |
| 3 Liter getrunken | | | | | | | |
| Vollkorn statt Weißmehl | | | | | | | |
| keine Wurst, kein fetter Braten | | | | | | | |
| kein viereckiges Essen | | | | | | | |
| Olivenöl & Co verwendet | | | | | | | |
| auf 3 Mal Eiweiß geachtet | | | | | | | |
| 1 Teelöffel Leinöl getankt | | | | | | | |
| Seefisch gegessen | | | | | | | |
| 1 Glas Gemüsesaft getrunken | | | | | | | |
| zwei Portionen Obst genossen | | | | | | | |
| dreimal Gemüse gegessen | | | | | | | |
| **FITNESS** *Wie steht es heute um Ihre Vitalität? Bitte ausfüllen ...* | | | | | | | |
| Ruhepuls | | | | | | | |
| Belastungspuls | | | | | | | |
| Trainingsdauer | | | | | | | |
| Laune* | | | | | | | |
| Vitalität* | | | | | | | |
| Gefühl der Leichtigkeit* | | | | | | | |

*Wie viel Gewicht (Fett-Prozente) haben Sie in dieser Woche verloren?* →

* SKALA: 1 = gut, 2 = mittel, 3 = schlecht

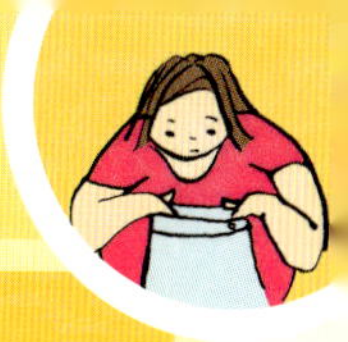

# Eigene Notizen

***Notieren Sie Ihre Erfolgsmomente, Ihre Aha-Erlebnisse und die Hürden, die Sie heute nehmen mussten.***

## GLYX-Tagebuch: **2. Woche** von ____________ bis ____________

| *Woche* | *Sa* | *So* | *Mo* | *Di* | *Mi* | *Do* | *Fr* |
|---|---|---|---|---|---|---|---|
| **ZELLSCHUTZ** *Stand das heute auf Ihrem Tagesplan? Geben Sie sich einen dicken roten Bonus-Punkt für alles Erreichte ...* | | | | | | | |
| 3 Liter getrunken | | | | | | | |
| Vollkorn statt Weißmehl | | | | | | | |
| keine Wurst, kein fetter Braten | | | | | | | |
| kein viereckiges Essen | | | | | | | |
| Olivenöl & Co verwendet | | | | | | | |
| auf 3 Mal Eiweiß geachtet | | | | | | | |
| 1 Teelöffel Leinöl getankt | | | | | | | |
| Seefisch gegessen | | | | | | | |
| 1 Glas Gemüsesaft getrunken | | | | | | | |
| zwei Portionen Obst genossen | | | | | | | |
| dreimal Gemüse gegessen | | | | | | | |
| **FITNESS** *Wie steht es heute um Ihre Vitalität? Bitte ausfüllen ...* | | | | | | | |
| Ruhepuls | | | | | | | |
| Belastungspuls | | | | | | | |
| Trainingsdauer | | | | | | | |
| Laune* | | | | | | | |
| Vitalität* | | | | | | | |
| Gefühl der Leichtigkeit* | | | | | | | |

*Wie viel Gewicht (Fett-Prozente) haben Sie in dieser Woche verloren?* ⇨

* SKALA: 1 = gut, 2 = mittel, 3 = schlecht

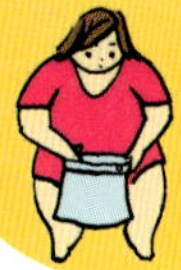

# Eigene Notizen

***Notieren Sie Ihre Erfolgsmomente, Ihre Aha-Erlebnisse und die Hürden, die Sie heute nehmen mussten.***

GLYX-Tagebuch: **3. Woche** von ________ bis ________

| *Woche* | *Sa* | *So* | *Mo* | *Di* | *Mi* | *Do* | *Fr* |
|---|---|---|---|---|---|---|---|

## ZELLSCHUTZ

*Stand das heute auf Ihrem Tagesplan? Geben Sie sich einen dicken roten Bonus-Punkt für alles Erreichte ...*

| | Sa | So | Mo | Di | Mi | Do | Fr |
|---|---|---|---|---|---|---|---|
| 3 Liter getrunken | | | | | | | |
| Vollkorn statt Weißmehl | | | | | | | |
| keine Wurst, kein fetter Braten | | | | | | | |
| kein viereckiges Essen | | | | | | | |
| Olivenöl & Co verwendet | | | | | | | |
| auf 3 Mal Eiweiß geachtet | | | | | | | |
| 1 Teelöffel Leinöl getankt | | | | | | | |
| Seefisch gegessen | | | | | | | |
| 1 Glas Gemüsesaft getrunken | | | | | | | |
| zwei Portionen Obst genossen | | | | | | | |
| dreimal Gemüse gegessen | | | | | | | |

## FITNESS

*Wie steht es heute um Ihre Vitalität? Bitte ausfüllen ...*

| | Sa | So | Mo | Di | Mi | Do | Fr |
|---|---|---|---|---|---|---|---|
| Ruhepuls | | | | | | | |
| Belastungspuls | | | | | | | |
| Trainingsdauer | | | | | | | |
| Laune* | | | | | | | |
| Vitalität* | | | | | | | |
| Gefühl der Leichtigkeit* | | | | | | | |

*Wie viel Gewicht (Fett-Prozente) haben Sie in dieser Woche verloren?* →

* SKALA: 1 = gut, 2 = mittel, 3 = schlecht

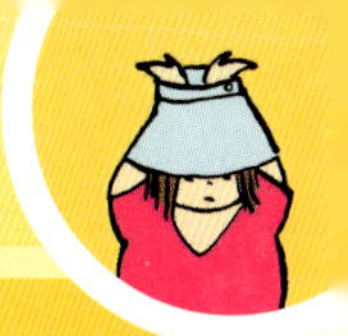

# Eigene Notizen

***Notieren Sie Ihre Erfolgsmomente, Ihre Aha-Erlebnisse und die Hürden, die Sie heute nehmen mussten.***

## GLYX-Tagebuch: **4. Woche** von ________ bis ________

| *Woche* | *Sa* | *So* | *Mo* | *Di* | *Mi* | *Do* | *Fr* |
|---|---|---|---|---|---|---|---|
| **ZELLSCHUTZ** *Stand das heute auf Ihrem Tagesplan? Geben Sie sich einen dicken roten Bonus-Punkt für alles Erreichte ...* | | | | | | | |
| 3 Liter getrunken | | | | | | | |
| Vollkorn statt Weißmehl | | | | | | | |
| keine Wurst, kein fetter Braten | | | | | | | |
| kein viereckiges Essen | | | | | | | |
| Olivenöl & Co verwendet | | | | | | | |
| auf 3 Mal Eiweiß geachtet | | | | | | | |
| 1 Teelöffel Leinöl getankt | | | | | | | |
| Seefisch gegessen | | | | | | | |
| 1 Glas Gemüsesaft getrunken | | | | | | | |
| zwei Portionen Obst genossen | | | | | | | |
| dreimal Gemüse gegessen | | | | | | | |
| **FITNESS** *Wie steht es heute um Ihre Vitalität? Bitte ausfüllen ...* | | | | | | | |
| Ruhepuls | | | | | | | |
| Belastungspuls | | | | | | | |
| Trainingsdauer | | | | | | | |
| Laune* | | | | | | | |
| Vitalität* | | | | | | | |
| Gefühl der Leichtigkeit* | | | | | | | |

*Wie viel Gewicht (Fett-Prozente) haben Sie in dieser Woche verloren?* →

* SKALA: 1 = gut, 2 = mittel, 3 = schlecht

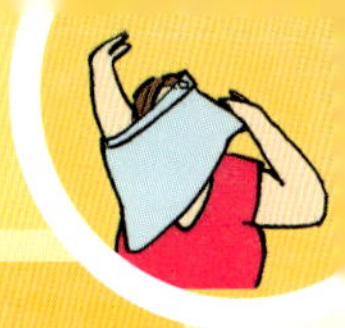

# Eigene Notizen

***Notieren Sie Ihre Erfolgsmomente, Ihre Aha-Erlebnisse und die Hürden, die Sie heute nehmen mussten.***

GLYX-Tagebuch: **5. Woche** von ________ bis ________

| Woche | Sa | So | Mo | Di | Mi | Do | Fr |
|---|---|---|---|---|---|---|---|
| **ZELLSCHUTZ** *Stand das heute auf Ihrem Tagesplan? Geben Sie sich einen dicken roten Bonus-Punkt für alles Erreichte ...* | | | | | | | |
| 3 Liter getrunken | | | | | | | |
| Vollkorn statt Weißmehl | | | | | | | |
| keine Wurst, kein fetter Braten | | | | | | | |
| kein viereckiges Essen | | | | | | | |
| Olivenöl & Co verwendet | | | | | | | |
| auf 3 Mal Eiweiß geachtet | | | | | | | |
| 1 Teelöffel Leinöl getankt | | | | | | | |
| Seefisch gegessen | | | | | | | |
| 1 Glas Gemüsesaft getrunken | | | | | | | |
| zwei Portionen Obst genossen | | | | | | | |
| dreimal Gemüse gegessen | | | | | | | |
| **FITNESS** *Wie steht es heute um Ihre Vitalität? Bitte ausfüllen ...* | | | | | | | |
| Ruhepuls | | | | | | | |
| Belastungspuls | | | | | | | |
| Trainingsdauer | | | | | | | |
| Laune* | | | | | | | |
| Vitalität* | | | | | | | |
| Gefühl der Leichtigkeit* | | | | | | | |

*Wie viel Gewicht (Fett-Prozente) haben Sie in dieser Woche verloren?*

* SKALA: 1 = gut, 2 = mittel, 3 = schlecht

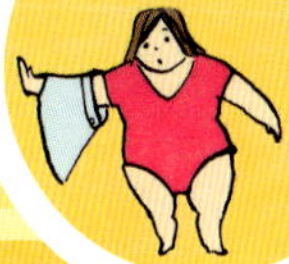

# Eigene Notizen

***Notieren Sie Ihre Erfolgsmomente, Ihre Aha-Erlebnisse und die Hürden, die Sie heute nehmen mussten.***

# GLYX-Tagebuch: **6. Woche** von ________ bis ________

| *Woche* | *Sa* | *So* | *Mo* | *Di* | *Mi* | *Do* | *Fr* |
|---|---|---|---|---|---|---|---|
| **ZELLSCHUTZ** *Stand das heute auf Ihrem Tagesplan? Geben Sie sich einen dicken roten Bonus-Punkt für alles Erreichte ...* | | | | | | | |
| 3 Liter getrunken | | | | | | | |
| Vollkorn statt Weißmehl | | | | | | | |
| keine Wurst, kein fetter Braten | | | | | | | |
| kein viereckiges Essen | | | | | | | |
| Olivenöl & Co verwendet | | | | | | | |
| auf 3 Mal Eiweiß geachtet | | | | | | | |
| 1 Teelöffel Leinöl getankt | | | | | | | |
| Seefisch gegessen | | | | | | | |
| 1 Glas Gemüsesaft getrunken | | | | | | | |
| zwei Portionen Obst genossen | | | | | | | |
| dreimal Gemüse gegessen | | | | | | | |
| **FITNESS** *Wie steht es heute um Ihre Vitalität? Bitte ausfüllen ...* | | | | | | | |
| Ruhepuls | | | | | | | |
| Belastungspuls | | | | | | | |
| Trainingsdauer | | | | | | | |
| Laune* | | | | | | | |
| Vitalität* | | | | | | | |
| Gefühl der Leichtigkeit* | | | | | | | |

*Wie viel Gewicht (Fett-Prozente) haben Sie in dieser Woche verloren?* →

* SKALA: 1 = gut, 2 = mittel, 3 = schlecht

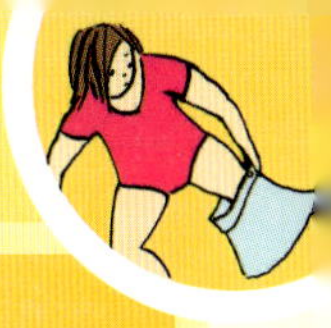

## Eigene Notizen

***Notieren Sie Ihre Erfolgsmomente, Ihre Aha-Erlebnisse und die Hürden, die Sie heute nehmen mussten.***

| *Woche* | *Sa* | *So* | *Mo* | *Di* | *Mi* | *Do* | *Fr* |
|---|---|---|---|---|---|---|---|
| **ZELLSCHUTZ** *Stand das heute auf Ihrem Tagesplan? Geben Sie sich einen dicken roten Bonus-Punkt für alles Erreichte ...* | | | | | | | |
| 3 Liter getrunken | | | | | | | |
| Vollkorn statt Weißmehl | | | | | | | |
| keine Wurst, kein fetter Braten | | | | | | | |
| kein viereckiges Essen | | | | | | | |
| Olivenöl & Co verwendet | | | | | | | |
| auf 3 Mal Eiweiß geachtet | | | | | | | |
| 1 Teelöffel Leinöl getankt | | | | | | | |
| Seefisch gegessen | | | | | | | |
| 1 Glas Gemüsesaft getrunken | | | | | | | |
| zwei Portionen Obst genossen | | | | | | | |
| dreimal Gemüse gegessen | | | | | | | |
| **FITNESS** *Wie steht es heute um Ihre Vitalität? Bitte ausfüllen ...* | | | | | | | |
| Ruhepuls | | | | | | | |
| Belastungspuls | | | | | | | |
| Trainingsdauer | | | | | | | |
| Laune* | | | | | | | |
| Vitalität* | | | | | | | |
| Gefühl der Leichtigkeit* | | | | | | | |

***Wie viel Gewicht (Fett-Prozente) haben Sie in dieser Woche verloren?*** →

* SKALA: 1 = gut, 2 = mittel, 3 = schlecht

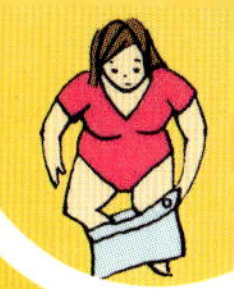

# Eigene Notizen

***Notieren Sie Ihre Erfolgsmomente, Ihre Aha-Erlebnisse und die Hürden, die Sie heute nehmen mussten.***

## GLYX-Tagebuch: **8. Woche** von ________ bis ________

| Woche | Sa | So | Mo | Di | Mi | Do | Fr |
|---|---|---|---|---|---|---|---|
| **ZELLSCHUTZ** *Stand das heute auf Ihrem Tagesplan? Geben Sie sich einen dicken roten Bonus-Punkt für alles Erreichte ...* | | | | | | | |
| 3 Liter getrunken | | | | | | | |
| Vollkorn statt Weißmehl | | | | | | | |
| keine Wurst, kein fetter Braten | | | | | | | |
| kein viereckiges Essen | | | | | | | |
| Olivenöl & Co verwendet | | | | | | | |
| auf 3 Mal Eiweiß geachtet | | | | | | | |
| 1 Teelöffel Leinöl getankt | | | | | | | |
| Seefisch gegessen | | | | | | | |
| 1 Glas Gemüsesaft getrunken | | | | | | | |
| zwei Portionen Obst genossen | | | | | | | |
| dreimal Gemüse gegessen | | | | | | | |
| **FITNESS** *Wie steht es heute um Ihre Vitalität? Bitte ausfüllen ...* | | | | | | | |
| Ruhepuls | | | | | | | |
| Belastungspuls | | | | | | | |
| Trainingsdauer | | | | | | | |
| Laune* | | | | | | | |
| Vitalität* | | | | | | | |
| Gefühl der Leichtigkeit* | | | | | | | |

*Wie viel Gewicht (Fett-Prozente) haben Sie in dieser Woche verloren?* →

* SKALA: 1 = gut, 2 = mittel, 3 = schlecht

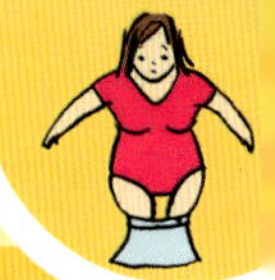

# Eigene Notizen

***Notieren Sie Ihre Erfolgsmomente, Ihre Aha-Erlebnisse und die Hürden, die Sie heute nehmen mussten.***

| Woche | Sa | So | Mo | Di | Mi | Do | Fr |
|---|---|---|---|---|---|---|---|
| **ZELLSCHUTZ** *Stand das heute auf Ihrem Tagesplan? Geben Sie sich einen dicken roten Bonus-Punkt für alles Erreichte ...* | | | | | | | |
| 3 Liter getrunken | | | | | | | |
| Vollkorn statt Weißmehl | | | | | | | |
| keine Wurst, kein fetter Braten | | | | | | | |
| kein viereckiges Essen | | | | | | | |
| Olivenöl & Co verwendet | | | | | | | |
| auf 3 Mal Eiweiß geachtet | | | | | | | |
| 1 Teelöffel Leinöl getankt | | | | | | | |
| Seefisch gegessen | | | | | | | |
| 1 Glas Gemüsesaft getrunken | | | | | | | |
| zwei Portionen Obst genossen | | | | | | | |
| dreimal Gemüse gegessen | | | | | | | |
| **FITNESS** *Wie steht es heute um Ihre Vitalität? Bitte ausfüllen ...* | | | | | | | |
| Ruhepuls | | | | | | | |
| Belastungspuls | | | | | | | |
| Trainingsdauer | | | | | | | |
| Laune* | | | | | | | |
| Vitalität* | | | | | | | |
| Gefühl der Leichtigkeit* | | | | | | | |
| *Wie viel Gewicht (Fett-Prozente) haben Sie in dieser Woche verloren?* → | | | | | | | |

* SKALA: 1 = gut, 2 = mittel, 3 = schlecht

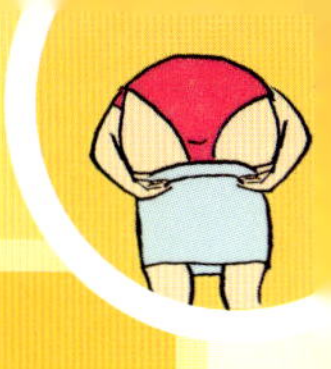

# *Eigene Notizen*

***Notieren Sie Ihre Erfolgsmomente, Ihre Aha-Erlebnisse und die Hürden, die Sie heute nehmen mussten.***

GLYX-Tagebuch: **10. Woche** von ______ bis ______

| *Woche* | *Sa* | *So* | *Mo* | *Di* | *Mi* | *Do* | *Fr* |
|---|---|---|---|---|---|---|---|
| **ZELLSCHUTZ** *Stand das heute auf Ihrem Tagesplan? Geben Sie sich einen dicken roten Bonus-Punkt für alles Erreichte ...* | | | | | | | |
| 3 Liter getrunken | | | | | | | |
| Vollkorn statt Weißmehl | | | | | | | |
| keine Wurst, kein fetter Braten | | | | | | | |
| kein viereckiges Essen | | | | | | | |
| Olivenöl & Co verwendet | | | | | | | |
| auf 3 Mal Eiweiß geachtet | | | | | | | |
| 1 Teelöffel Leinöl getankt | | | | | | | |
| Seefisch gegessen | | | | | | | |
| 1 Glas Gemüsesaft getrunken | | | | | | | |
| zwei Portionen Obst genossen | | | | | | | |
| dreimal Gemüse gegessen | | | | | | | |
| **FITNESS** *Wie steht es heute um Ihre Vitalität? Bitte ausfüllen ...* | | | | | | | |
| Ruhepuls | | | | | | | |
| Belastungspuls | | | | | | | |
| Trainingsdauer | | | | | | | |
| Laune* | | | | | | | |
| Vitalität* | | | | | | | |
| Gefühl der Leichtigkeit* | | | | | | | |

*Wie viel Gewicht (Fett-Prozente) haben Sie in dieser Woche verloren?* →

* SKALA: 1 = gut, 2 = mittel, 3 = schlecht

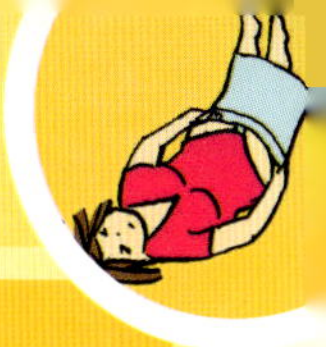

# Eigene Notizen

***Notieren Sie Ihre Erfolgsmomente, Ihre Aha-Erlebnisse und die Hürden, die Sie heute nehmen mussten.***

## GLYX-Tagebuch: **11. Woche** von ________ bis ________

| *Woche* | *Sa* | *So* | *Mo* | *Di* | *Mi* | *Do* | *Fr* |
|---|---|---|---|---|---|---|---|
| **ZELLSCHUTZ** *Stand das heute auf Ihrem Tagesplan? Geben Sie sich einen dicken roten Bonus-Punkt für alles Erreichte ...* | | | | | | | |
| 3 Liter getrunken | | | | | | | |
| Vollkorn statt Weißmehl | | | | | | | |
| keine Wurst, kein fetter Braten | | | | | | | |
| kein viereckiges Essen | | | | | | | |
| Olivenöl & Co verwendet | | | | | | | |
| auf 3 Mal Eiweiß geachtet | | | | | | | |
| 1 Teelöffel Leinöl getankt | | | | | | | |
| Seefisch gegessen | | | | | | | |
| 1 Glas Gemüsesaft getrunken | | | | | | | |
| zwei Portionen Obst genossen | | | | | | | |
| dreimal Gemüse gegessen | | | | | | | |
| **FITNESS** *Wie steht es heute um Ihre Vitalität? Bitte ausfüllen ...* | | | | | | | |
| Ruhepuls | | | | | | | |
| Belastungspuls | | | | | | | |
| Trainingsdauer | | | | | | | |
| Laune* | | | | | | | |
| Vitalität* | | | | | | | |
| Gefühl der Leichtigkeit* | | | | | | | |

*Wie viel Gewicht (Fett-Prozente) haben Sie in dieser Woche verloren?* →

* SKALA: 1 = gut, 2 = mittel, 3 = schlecht

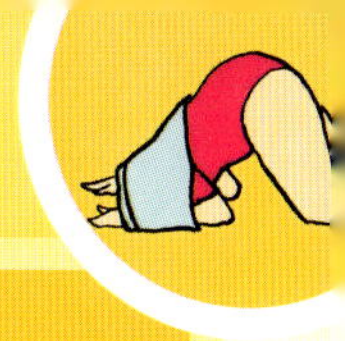

# *Eigene Notizen*

***Notieren Sie Ihre Erfolgsmomente, Ihre Aha-Erlebnisse und die Hürden, die Sie heute nehmen mussten.***

## GLYX-Tagebuch: **12. Woche** von ____________ bis ____________

| *Woche* | *Sa* | *So* | *Mo* | *Di* | *Mi* | *Do* | *Fr* |
|---|---|---|---|---|---|---|---|
| **ZELLSCHUTZ** *Stand das heute auf Ihrem Tagesplan? Geben Sie sich einen dicken roten Bonus-Punkt für alles Erreichte ...* | | | | | | | |
| 3 Liter getrunken | | | | | | | |
| Vollkorn statt Weißmehl | | | | | | | |
| keine Wurst, kein fetter Braten | | | | | | | |
| kein viereckiges Essen | | | | | | | |
| Olivenöl & Co verwendet | | | | | | | |
| auf 3 Mal Eiweiß geachtet | | | | | | | |
| 1 Teelöffel Leinöl getankt | | | | | | | |
| Seefisch gegessen | | | | | | | |
| 1 Glas Gemüsesaft getrunken | | | | | | | |
| zwei Portionen Obst genossen | | | | | | | |
| dreimal Gemüse gegessen | | | | | | | |
| **FITNESS** *Wie steht es heute um Ihre Vitalität? Bitte ausfüllen ...* | | | | | | | |
| Ruhepuls | | | | | | | |
| Belastungspuls | | | | | | | |
| Trainingsdauer | | | | | | | |
| Laune* | | | | | | | |
| Vitalität* | | | | | | | |
| Gefühl der Leichtigkeit* | | | | | | | |

*Wie viel Gewicht (Fett-Prozente) haben Sie in dieser Woche verloren?* →

* SKALA: 1 = gut, 2 = mittel, 3 = schlecht

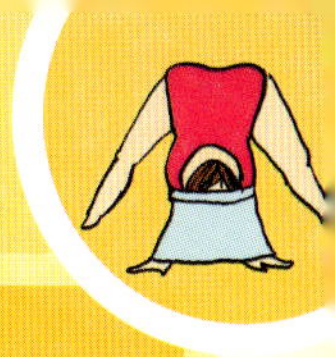

# *Eigene Notizen*

***Notieren Sie Ihre Erfolgsmomente, Ihre Aha-Erlebnisse und die Hürden, die Sie heute nehmen mussten.***

## GLYX-Tagebuch: 13. Woche von ________ bis ________

| Woche | Sa | So | Mo | Di | Mi | Do | Fr |
|---|---|---|---|---|---|---|---|
| **ZELLSCHUTZ** *Stand das heute auf Ihrem Tagesplan? Geben Sie sich einen dicken roten Bonus-Punkt für alles Erreichte ...* | | | | | | | |
| 3 Liter getrunken | | | | | | | |
| Vollkorn statt Weißmehl | | | | | | | |
| keine Wurst, kein fetter Braten | | | | | | | |
| kein viereckiges Essen | | | | | | | |
| Olivenöl & Co verwendet | | | | | | | |
| auf 3 Mal Eiweiß geachtet | | | | | | | |
| 1 Teelöffel Leinöl getankt | | | | | | | |
| Seefisch gegessen | | | | | | | |
| 1 Glas Gemüsesaft getrunken | | | | | | | |
| zwei Portionen Obst genossen | | | | | | | |
| dreimal Gemüse gegessen | | | | | | | |
| **FITNESS** *Wie steht es heute um Ihre Vitalität? Bitte ausfüllen ...* | | | | | | | |
| Ruhepuls | | | | | | | |
| Belastungspuls | | | | | | | |
| Trainingsdauer | | | | | | | |
| Laune* | | | | | | | |
| Vitalität* | | | | | | | |
| Gefühl der Leichtigkeit* | | | | | | | |

*Wie viel Gewicht (Fett-Prozente) haben Sie in dieser Woche verloren?* →

* SKALA: 1 = gut, 2 = mittel, 3 = schlecht

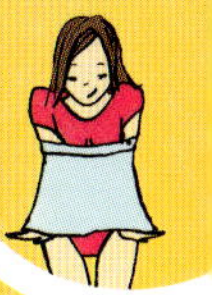

# Eigene Notizen

***Notieren Sie Ihre Erfolgsmomente, Ihre Aha-Erlebnisse und die Hürden, die Sie heute nehmen mussten.***

GLYX-Tagebuch: **14. Woche** von ____________ bis ____________

| *Woche* | *Sa* | *So* | *Mo* | *Di* | *Mi* | *Do* | *Fr* |
|---|---|---|---|---|---|---|---|
| **ZELLSCHUTZ** *Stand das heute auf Ihrem Tagesplan? Geben Sie sich einen dicken roten Bonus-Punkt für alles Erreichte ...* | | | | | | | |
| 3 Liter getrunken | | | | | | | |
| Vollkorn statt Weißmehl | | | | | | | |
| keine Wurst, kein fetter Braten | | | | | | | |
| kein viereckiges Essen | | | | | | | |
| Olivenöl & Co verwendet | | | | | | | |
| auf 3 Mal Eiweiß geachtet | | | | | | | |
| 1 Teelöffel Leinöl getankt | | | | | | | |
| Seefisch gegessen | | | | | | | |
| 1 Glas Gemüsesaft getrunken | | | | | | | |
| zwei Portionen Obst genossen | | | | | | | |
| dreimal Gemüse gegessen | | | | | | | |
| **FITNESS** *Wie steht es heute um Ihre Vitalität? Bitte ausfüllen ...* | | | | | | | |
| Ruhepuls | | | | | | | |
| Belastungspuls | | | | | | | |
| Trainingsdauer | | | | | | | |
| Laune* | | | | | | | |
| Vitalität* | | | | | | | |
| Gefühl der Leichtigkeit* | | | | | | | |

*Wie viel Gewicht (Fett-Prozente) haben Sie in dieser Woche verloren?* →

* SKALA: 1 = gut, 2 = mittel, 3 = schlecht

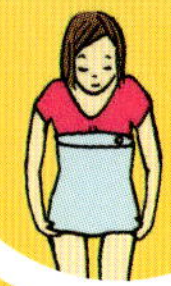

# Eigene Notizen

***Notieren Sie Ihre Erfolgsmomente, Ihre Aha-Erlebnisse und die Hürden, die Sie heute nehmen mussten.***

GLYX-Tagebuch: **15. Woche** von ________ bis ________

| *Woche* | *Sa* | *So* | *Mo* | *Di* | *Mi* | *Do* | *Fr* |
|---|---|---|---|---|---|---|---|
| **ZELLSCHUTZ** *Stand das heute auf Ihrem Tagesplan? Geben Sie sich einen dicken roten Bonus-Punkt für alles Erreichte ...* | | | | | | | |
| 3 Liter getrunken | | | | | | | |
| Vollkorn statt Weißmehl | | | | | | | |
| keine Wurst, kein fetter Braten | | | | | | | |
| kein viereckiges Essen | | | | | | | |
| Olivenöl & Co verwendet | | | | | | | |
| auf 3 Mal Eiweiß geachtet | | | | | | | |
| 1 Teelöffel Leinöl getankt | | | | | | | |
| Seefisch gegessen | | | | | | | |
| 1 Glas Gemüsesaft getrunken | | | | | | | |
| zwei Portionen Obst genossen | | | | | | | |
| dreimal Gemüse gegessen | | | | | | | |
| **FITNESS** *Wie steht es heute um Ihre Vitalität? Bitte ausfüllen ...* | | | | | | | |
| Ruhepuls | | | | | | | |
| Belastungspuls | | | | | | | |
| Trainingsdauer | | | | | | | |
| Laune* | | | | | | | |
| Vitalität* | | | | | | | |
| Gefühl der Leichtigkeit* | | | | | | | |

*Wie viel Gewicht (Fett-Prozente) haben Sie in dieser Woche verloren?* →

* SKALA: 1 = gut, 2 = mittel, 3 = schlecht

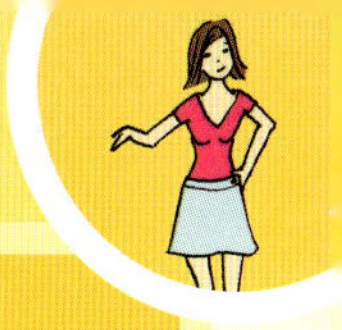

# *Eigene Notizen*

***Notieren Sie Ihre Erfolgsmomente, Ihre Aha-Erlebnisse und die Hürden, die Sie heute nehmen mussten.***

## Impressum



**www.die-glyx-diaet.de**

**Programmleitung:**
Ulrich Ehrlenspiel
**Redaktion:**
Marion Schulz
**Lektorat:**
Sylvie Hinderberger
**Bildredaktion:**
Henrike Schechter
**Layout, Satz und Gestaltung:**
Cordula Schaaf, München
**Umschlaggestaltung:**
Cordula Schaaf, München
**Boxgestaltung:**
Claudia Hautkappe, independent Medien-Design, München
**Illustrationen:** Susanne Straßer, München
**Herstellung:**
Markus Plötz
**Repro:**
Litho Longo, Bozen
**Druck:**
Printed in China

ISBN 3-7742-7419-3

| | | | | |
|---|---|---|---|---|
| Auflage | 4. | 3. | 2. | 1. |
| Jahr | 2008 | 2007 | 2006 | 2005 |



Gräfe und Unzer Verlag
Redaktion
Körper & Seele
Postfach 86 03 25
81630 München
Fax: 0 89/4 19 81-1 13

E-Mail: leserservice@graefe-und-unzer.de

# Inhalt



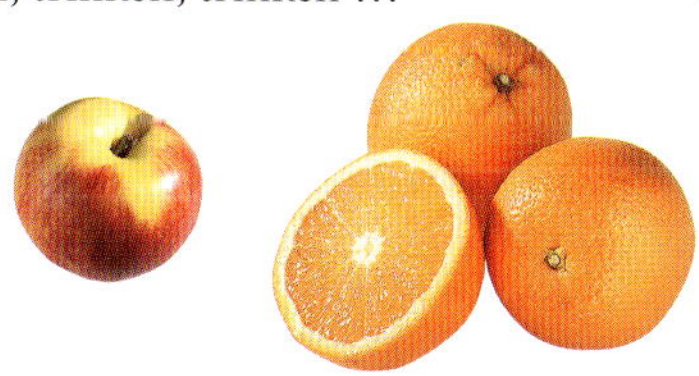

# GLYX-Box

## Kleine Gebrauchsanleitung

Die GLYX-Box birgt ein Erfolgsprogramm für 28 Tage mit 40 praktischen Karten, einem Begleitbuch und einem Tagebuch für 15 Wochen.

### Die Karten

**Tageskarten (1–14):** Das Erfolgsprogramm für die nächsten 28 Tage. Vorder- und Rückseite entsprechen jeweils einem Tag. Im Kasten finden Sie alle ➜ GLYX-Bringer-Karten, die Sie durch den Tag begleiten. Wichtig: Picken Sie die Tage heraus, für die Sie einkaufen wollen, und notieren Sie Fehlendes auf einer Kopie der ➜ Einkaufsliste.

**GLYX-Bringer-Karten (15–29):** Auf diesen Karten finden Sie 15 wichtige Lebensmittel der GLYX-Küche – von der Zitrone bis zu Soja. Neben einer kurzen Warenkunde gibt es fünf bis sechs Rezepte, darunter Quickies, wenn es mal schnell gehen muss. Schmeckt Ihnen ein Rezeptvorschlag nicht, suchen Sie sich einfach etwas anderes heraus.

**Every-Day-Karte (30):** Hier finden Sie Rezepte für GLYX-Brot, Zellschutz-Cocktail für jeden Tag, GLYX-Salat und verschiedene Snacks.

**Einkaufsliste (31):** Eine Checkliste für Ihre Vorratskammer. Bitte kopieren und ankreuzen, was Sie besorgen müssen.

**GLYX-Tabelle (32):** 175 Lebensmittel mit Eiweißgehalt, GLYX und Schlank-&-Fit-Faktor.

**Bewegungskarten (33–39):** Mit der Ausdauerkarte 33 suchen Sie sich immer den Puls aus, der zu Ihrer Tageslaune passt. Auf den Karten 34, 36 und 38 finden Sie Ihr 10-Minuten-Muskel-Training, mit cleveren Übungen für große Muskelgruppen. Jede davon kommt zweimal die Woche dran. An das Training hängen Sie jeweils eine kurze Dehnrunde (Karten 35, 37 oder 39).

**Entspannungskarte (40):** Kleine effektive Methoden, um abzuschalten – von der Kurz-Meditation bis zu Qi Gong.

### Begleitbuch und Tagebuch

In diesem Begleitbuch erfahren Sie alles Wichtige zur GLYX-Theorie. Und das Tagebuch wartet darauf, dass Sie Ihre Erfolge dokumentieren – nichts motiviert mehr. Für jede Diätwoche ist dazu eine Doppelseite vorgesehen: Auf der linken Seite finden Sie eine Tabelle mit den wichtigsten Kontrollpunkten, auf der rechten ist viel Platz für persönliche Notizen.

### Und so funktioniert das Box-Prinzip

Nehmen Sie jeden Tag die passende Tageskarte zur Hand. Jeder Tag steht unter einem Motto, vielleicht haben Sie ja Lust, sich ein paar Gedanken dazu zu machen. Im Kasten finden Sie die GLYX-Karten, die Sie brauchen. Nach diesen üben Sie, trainieren, kochen und genießen Sie. Und: Tagebuch nicht vergessen.

# Das GLYX-Prinzip

## Was macht dick? Was schlank?

Gerade habe ich es in der Ärztezeitung im Internet entdeckt: Eine große internationale Studie soll den Einfluss von glykämischem Index (GLYX) und Eiweiß auf das Gewicht untersuchen. Das finde ich toll. Schließlich scheint bei uns nur zu wirken, was in großen Studien untersucht wurde. Lieber ermahnt man weiterhin: »Spar Fett!« Auch wenn das keine große Wirkung hat. Im Gegenteil: In den letzten vierzig Jahren (seit wir Fett sparen) wurde Übergewicht zu einer »Epidemie« Also: Jetzt soll bewiesen werden, dass weniger Gewichtsprobleme hat, wer sich GLYX-niedrig ernährt, sprich wenig Zucker und Stärke isst, und auf ausreichend Eiweiß achtet. Anschließend müssen wir nur noch fünfzehn Jahre warten, ob das Untersuchte auch langfristig wirkt. Erst dann dürfen Ernährungsberater reagieren. Gut, dass Sie darauf nicht warten.

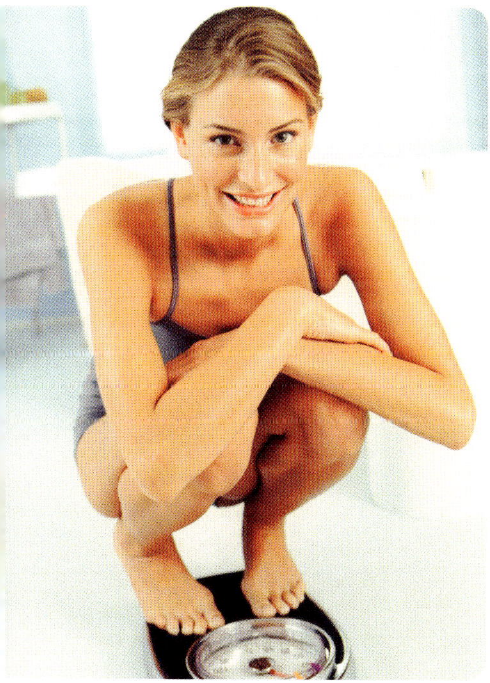

### Warum die GLYX-Diät wirkt

Das kann ich Ihnen heute schon sagen: Die GLYX-Diät wirkt, weil …

- Sie keinen Hunger haben,
- ein Croissant keine Katastrophe ist und wieder ausgeglichen werden kann,
- Sie Ihrem Körper geben, was er braucht,
- kein Nährstoff verboten ist,
- der Genuss eine Rolle spielt,
- Bewegung ein Muss ist – und Stress nicht sein muss und
- Sie das jetzt 28 Tage in einem ausgeklügelten Programm ausprobieren können – und dabei Ihr Leben umstellen.

Kontrollieren Sie Ihren Erfolg einmal pro Woche und freuen Sie sich über die geschmolzenen Pfunde.

## Welchen Energie-Tank benutzen Sie?

Der Mensch hat zwei Energie-Tanks: das Fett auf den Hüften und Kohlenhydrate in Leber, Muskeln und Blut. Der Fettspeicher ist gigantisch groß: Er reicht von den paar Kilos, die Sie zu viel haben, bis zu den 400 Kilos, die der dickste Mensch der Welt zu viel auf die Waage bringt. Der Kohlenhydratspeicher fasst dagegen nur etwa ein Pfund. Trotzdem ist es gerade dieser kleine Energie-Speicher, der uns dick macht.

### Traubenzucker im Blut

Wenn Sie etwas essen, steigt der Blutzuckerspiegel an. Das war schon immer so. Jagte der Steinzeitmensch sein Fleisch oder ein Säbelzahntiger ihn, dann ging sein schneller Energie-Vorrat zur Neige (Blutzucker sinkt) und er suchte sich eine ganz süße Frucht, um das Zucker-Energie-Loch wieder zu füllen. Instinkt nennt man das.

Der Blutzuckerspiegel ist sozusagen das Messgerät für Energie. Ist er niedrig, brauchen wir dringend Energie – wie ein Marathonläufer. Der isst unterwegs Traubenzucker, weil seine Muskeln auf der 42-Kilometer-Jagd die ganzen Zuckervorräte verbrannt haben. Und Sie? Sie laufen keinen Marathon, essen aber den ganzen Tag Traubenzucker. Genau das ist es nämlich, was im Blut ankommt, wenn Sie etwas Süßes essen – egal ob Schokoriegel, Banane, ein Stück Brot oder eine Kartoffel – oder einen Fruchtnektar trinken. Denn Kohlenhydrate (Zucker und Stärke) aus dem Essen baut unser Körper zu Traubenzucker ab. Ist viel von diesem Traubenzucker im Blut, sperrt der Körper den anderen Energie-Tank zu, das Fett bleibt auf der Hüfte liegen. Denn Zucker im Blut bedeutet Insulin – unser Speicher- und Heißhungerhormon. Die Bauchspeicheldrüse schüttet es aus, um den Zucker aus dem Blut zu holen, ihn in der Leber zwischenzulagern, in Fett umzubauen oder im Muskel zu verbrennen – wenn der sich mal bewegt.

### Der Zuckersprint macht dick

Kommt rasch viel Zucker ins Blut, schüttet die Bauchspeicheldrüse viel Insulin aus, um die Traubenzuckermoleküle schnell wieder aus dem Blut zu holen. Das bedeutet: Der Blutzucker sinkt auch schnell. Das macht heißhungrig. Das Gehirn zwingt Sie, ganz schnell wieder etwas zu essen, weil es Ihnen mit niedrigem Blutzucker gar nicht gut geht. Sie essen oder trinken also wieder etwas mit Kohlen-

TIPP

### Nicht alle Kohlenhydrate sind schlecht

**Kommt nur langsam und kontinuierlich Zucker ins Blut – was bei Vollkornprodukten und den meisten Früchten der Fall ist –, erscheint auch nur ein Insulinmolekülchen nach dem anderen, verrichtet seine Arbeit und verschwindet wieder. Sie sind lange satt und Heißhunger bleibt aus. Die Muskeln holen ihre Energie aus dem anderen Tank: Sie bauen Fett ab.**

### GLYX niedrig oder hoch?

INFO

**Auf Karte 32 finden Sie die GLYX-Werte von 175 Lebensmitteln.**

- **grün: niedriger GLYX (unter 55)**
- **gelb: mittlerer GLYX (55 bis 70)**
- **rot: hoher GLYX (über 70)**

hydraten, der Blutzucker steigt, der Insulinspiegel steigt, der Blutzucker fällt, der Heißhunger bohrt. So geht das den ganzen Tag. Und weil Sie immer den Energie-Tank »Kohlenhydrate« füllen, wird das Fett nicht angerührt. Experten sprechen von Insulinmast.

### Der glykämische Index (GLYX)

Hinter diesem Phänomen steckt das Prinzip GLYX. Forscher gaben Lebensmitteln, je nachdem, wie schnell und wie viel Glukose ins Blut dringt, den glykämischen Index von 1 bis 110. Lebensmittel mit einer Zahl unter 55 (GLYX-niedrig) lassen den Blutzucker nur langsam ansteigen, locken wenig Insulin und halten schlank. Lebensmittel mit einer höheren Zahl (GLYX-hoch) lassen den Blutzucker schnell ansteigen und locken viel Insulin. Wenn Sie über Jahre hinweg GLYX-hoch essen, handeln Sie sich erst eine Insulinresistenz ein (die Zellen hören nicht mehr auf Insulin, die Bauchspeicheldrüse produziert mehr und mehr), dann einen Alters-Diabetes. Und den haben heute immer öfter bereits Kinder.

### Der Mensch macht GLYX-hoch

Die Natur kennt nur wenig Lebensmittel, die einen hohen GLYX haben: Kartoffeln, Bananen, Melonen und ein paar süße Früchte. Es ist der Mensch, der GLYX-hoch macht. Indem er das Getreide schält und Schale und Keim vom Korn trennt, bis das Mehl weiß wird. Indem er Stärke und Zucker in Fertigprodukte steckt. Das schmeckt und macht Hunger auf mehr! Auch die meisten Nahrungsmittel und Getränke, die aus der Fabrik kommen, haben einen hohen GLYX. Besonders fatal: Sie liefern meistens gleichzeitig noch Fett, das auf die Hüften wandert und durch das Insulin dort bleibt. Darum macht auch das Wurstbrot dick, die Sahnetorte, die Pommes, die Kartoffeln mit Butter, die Cornflakes mit Milch, das Knäcke mit Käse. Alles GLYX-hoch kombiniert mit Fett. Und weil GLYX-hoch-Ernährung bei uns Normal-Ernährung ist, werden schlanke Menschen immer seltener. Aber GLYX-hoch-Ernährung macht nicht nur dick, sie macht auch müde, schlecht gelaunt, unkonzentriert, impotent und krank. Auf ihre Kosten gehen: Diabetes, Herzinfarkt, Schlaganfall und sogar manche Form von Krebs.

### GLYX-niedrig heißt …

… Sie geben dem Körper, was er braucht, der Seele, was Sie fröhlich macht, dem Gaumen, was ihm schmeckt. Und so viel mehr Zeit kostet das auch nicht. Um mit dem Chefredakteur des Restaurantführers »Gault Millau« zu sprechen: »Auch Austern sind Fast Food!«

# Zum GLYX gibt's Sport

## Packen Sie's an

Ich mag nicht alles an den Amerikanern, aber das gefällt mir an ihnen: Sie sagen »it's up to you« (»Es liegt an dir«), wo Deutsche sagen: Es liegt am Wetter, am Verkehr, am Schicksal oder an der Jahreszeit. Warum hat Heidi Klum so einen tollen Körper? Warum hat Guido Westerwelle so viele Einfälle und strotzt vor Energie? Gute Gene? Vielleicht. Viel eher aber gilt: Diese Menschen tun was. Sie bewegen sich. Bewegung macht schlank, schlau und kreativ. Bewegung beugt Krankheiten vor und verlängert das Leben. Bewegung ist Medizin für Körper und Geist. Sie hilft aber nur, wenn Sie sie regelmäßig »einnehmen« – am besten täglich in Form eines effektiven Bewegungsprogramms. Das besteht aus 30 Minuten Ausdauer, einem kurzen Muskeltraining und Dehnübungen. Wer langfristig abnehmen will, MUSS sich bewegen. Ich mag zwar dieses Wort nicht, aber hier muss es hin. Denn Ihr Fett verpufft nicht einfach so, es muss verbrannt werden. Vom Muskel. Keine Sorge: Nach 28 Tagen ist auch für Sie ein Tag ohne Bewegung wie ein Tag ohne Lebensfreude.

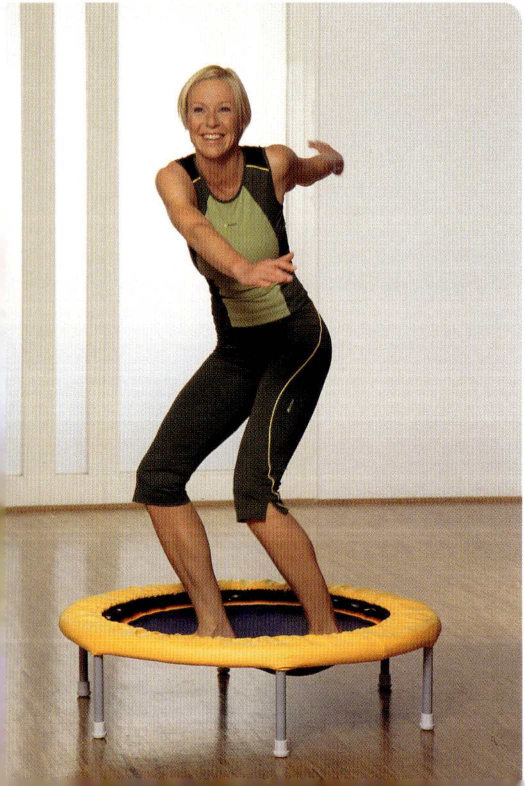

## Das Ausdauerprogramm

Sie brauchen eine halbe Stunde und eine Sportart, die Ihnen Spaß macht. Ideal sind

- für leicht Übergewichtige/Fitte: Joggen,
- für übergewichtige Einsteiger: Nordic Walking und
- für alle: Trampolinspringen.

Wippen, federn, twisten ... Trampolinspringen macht glücklich und verbrennt noch dazu jede Menge Fett.

Außerdem benötigen Sie eine Pulsuhr, Lauf- oder Walkingschuhe, Nordic-Walking-Stöcke (am besten aus Carbon, kosten ca. 100 Euro) oder ein gutes Minitrampolin. Auf dem können Sie supereffektiv zu Hause Fett verbrennen: einfach darauf wippen, walken, laufen, hüpfen, springen. Das macht Spaß – und kreativ. Ein gutes Trampolin gibt es ab 160 Euro (Bestelladressen finden Sie auf Seite 15).

### Das Wichtigste ist der Puls

Sie bringen die Fettverbrennung in Schwung, stärken Herz, Kreislauf und Immunsystem nur dann, wenn Sie sich ausdauernd und gleichförmig im richtigen Pulsbereich bewegen und möglichst viele Muskeln beanspruchen. Ziehen Sie deshalb die Ausdauerkarte 33 und berechnen Sie Ihren Trainingspuls für den Tag. Tragen Sie diesen Wert auch in Ihr Tagebuch ein.

## Das Muskeltraining

Wer 100 Prozent will – 100 Prozent Fettverbrennung, 100 Prozent Vitalität, 100 Prozent Gesundheit, 100 Prozent gute Laune –, macht zum Ausdauertraining ein Muskelprogramm. Ein cleveres, denn es gibt Übungen, die lassen große Muskelgruppen arbeiten. Und das bedeutet: viel Erfolg in kurzer Zeit.

### Es darf weh tun

Ein Muskel wächst nur, wenn er gereizt wird, indem man ihn 30 Sekunden auf Spannung hält oder eine Übung 15- bis 20-mal wiederholt. Dann gönnt man dem Muskel eine kurze Pause (30 Sekunden) und reizt ihn mit einem zweiten und dritten Durchgang. Doch Vorsicht: Ihr Körpergefühl zählt mehr als die Wiederholungszahl. Der Reiz kommt im Muskel nur an, wenn Sie bei den letzten zwei Wiederholungen die Zähne ganz schön zusammenbeißen müssen. Auf den Karten 34, 36 und 38 finden Sie je vier Übungen für je eine große Muskelgruppe. Zücken Sie täglich eine Karte, dann ist jede Gruppe jede Woche zweimal dran. Da schon 10 Minuten täglich genügen, kostet Sie das Ganze in der Woche nur eine Stunde. Alles was Sie brauchen, ist ein Paar Hanteln (kosten ca. 10 Euro) – so schwer, dass Sie höchstens 15 Wiederholungen schaffen.

## Bitte dehnen

Ein Muskel, der wächst, verkürzt sich. Dagegen können Sie andehnen. Deshalb gibt es zu jeder Muskelpowerkarte eine Dehnkarte (35, 37 und 39), deren Übungen Sie ans Krafttraining hängen. Dehnen Sie nicht federnd, sondern wandern Sie vorsichtig in die Dehnstellung hinein. So kann der Muskel langsam entspannen. Halten Sie die Dehnung 15 bis 20 Sekunden. Schon nach zwei Wochen spüren Sie Veränderungen: Ihre Muskeln lernen, sich wieder anmutig und geschmeidig zu bewegen. Die Durchblutung verbessert sich und Sie gewinnen an Jugendlichkeit zurück.

# GLYX praktisch

## Was steckt im GLYX-Topf?

Gesund isst, wer drei Portionen Gemüse täglich isst – davon die Hälfte roh – und es mit Oliven-, Raps- oder Nussöl zubereitet. Dazu zwei Portionen Obst – am besten GLYX-niedrig (siehe Karte 32) – und 20 Gramm Nüsse oder Samen. Darüber hinaus gilt:

### Dreimal Eiweiß

Eier, Geflügel, Fleisch, Fisch, Milch- oder Sojaprodukte (Tofu, Joghurt, Milch), Käse, Hülsenfrüchte und Nüsse sind die besten Eiweißlieferanten. Damit der Körper während einer Diät nicht seine Muskeln verdaut, müssen Sie auf viel Eiweiß achten. Es macht außerdem satt und hilft beim Fettverbrennen. 1,5 bis 2 Gramm brauchen Abnehmer pro Kilo Körpergewicht. Den Eiweißgehalt pro Portion finden Sie auf Karte 32. Ideal ist es, Fisch, Fleisch und Hülsenfrüchte abzuwechseln und naturbelassene Milchprodukte zu essen. Auch ein bis drei Eier pro Tag schaden einem gesunden Menschen nicht. Rotes Fleisch (Schwein, Rind) sollte nur einmal pro Woche auf den Tisch, Hülsenfrüchte ruhig drei- bis viermal.

INFO

## Essen und trinken Sie täglich

Hier sehen Sie, was Ihr Körper braucht, damit er loslässt, was er nicht braucht: Fett. Zugegeben, auf den ersten Blick sieht das recht langweilig aus. Dass dem nicht so ist, beweist ein Blick auf die GLYX-Bringer-Karten 15 bis 30.

- 3 Liter Wasser mit Zitronensaft und ungesüßte Tees,
- eine große Schüssel Salat,
- ein großes Glas Gemüsesaft,
- eine Portion gedünstetes Gemüse,
- Gemüsestreifen so viel Sie Lust haben,
- 2 Esslöffel Oliven- oder Rapsöl, 1 Esslöffel Walnussöl, 1 Teelöffel Leinöl,
- 20 Gramm Nüsse,
- eine Portion Fisch, Geflügel, Wild, ein Eier-, Hülsenfrucht-, Tofu- oder Käsegericht,
- zwei Portionen Milchprodukte (Quark, Joghurt, Buttermilch, Kefir, Hüttenkäse etc.). Alternativ ein Sojaprodukt: Sojadrink (ungesüßt, ungesalzen) oder Sojajoghurt,
- zwei Portionen Obst,
- 1 kleine Scheibe Vollkornbrot oder 3 Esslöffel Müsli ohne Zucker,
- eine kleine Portion Naturreis oder Pasta oder zwei Kartöffelchen,
- 1 Esslöffel Leinsamen (geschrotet)*,
- 1 Esslöffel Weizenkeime*,
- wenn Sie wollen: ein Glas trockener Wein.
- Achten Sie außerdem wöchentlich auf zwei Portionen fetten Seefisch.

* Finden Sie diese nicht in den Tagesrezepten, rühren Sie sie selbstständig unter Joghurt, Salat oder Müsli.

### Ein wenig Kohlenhydrate

Auch davon braucht der Körper ein bisschen: fürs Gehirn, für die Nerven, für die gute Laune und als Vital- und Ballaststoff-Lieferant. Also Früchte, Hülsenfrüchte, eine moderate Portion Vollkornprodukte und nicht mehr als zwei kleine Kartöffelchen am Tag.

### Das richtige Fett

Sparen Sie nicht an wertvollen essenziellen Fettsäuren aus Olivenöl, Rapsöl, Walnussöl, Leinöl, Seefisch, Avocado, Nüssen und Samen. Sie helfen über den Hormonhaushalt beim Abnehmen und stellen den ganzen Körper auf gesund. Minimieren Sie gleichzeitig aber tierische Fette aus Wurst, Braten und Käse. Das dürfte nicht schwer fallen, denn wozu gibt es die Vielzahl der mageren Vertreter. Fertigprodukte enthalten gehärtete Fette (Transfette), die Sie meiden sollten wie der Vampir den Knoblauch.

### Eine kleine Portion Genussmittel

Weißmehlprodukte, Süßes, Soft Drinks, Fruchtsaftgetränke, Junk-Food (Stärke- und Zuckerreiches) sind nicht absolut tabu. Sie sollten sie aber nur in kleiner Menge und nur hin und wieder genießen.

### Viel trinken

Brauchen tut der Körper nur Wasser: zwei bis drei Liter täglich. Er braucht keine Soft Drinks. Auch ein Gläschen trockener Wein täglich ist erlaubt.

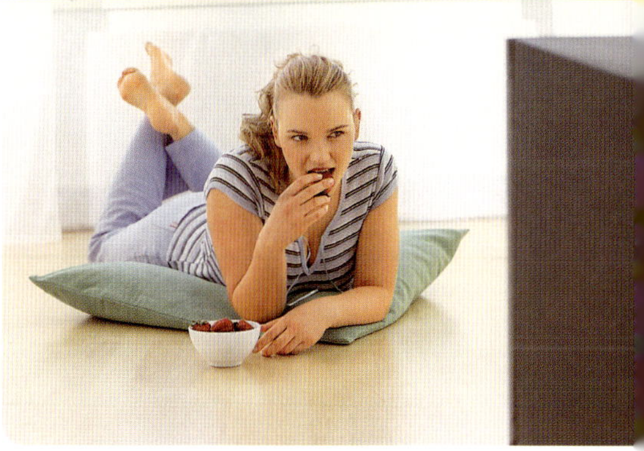

Lust auf Süßes? Frische Beeren und Co sind die GLYX-niedrig-Alternative zu Gummibärchen und Schokolade.

## Die GLYX-Philosophie

Der GLYX-Mensch weiß das Notwendige mit dem Schönen zu verbinden. Er braucht keinen Schnickschnack und hat deshalb genügend Zeit und Geld fürs Essenzielle. Das Lebenswichtige, das nur im Essen steckt. Im Olivenöl extra vergine, im frischen knusprigen Brot, in der duftenden Dorade, im guten Glas Wein, im herrlichen Käse. Nein, nein, der GLYX-Mensch schwimmt nicht im Geld. Er nimmt nur lieber weniger vom Guten als viel vom Schlechten. Das hält ihn schlank und glücklich.
Davon abgesehen hilft sich der GLYX-Mensch selbst: Er kocht. Nicht weil er muss, sondern weil er will. Kochen ist ihm Alltagskultur, Entspannung und Wellness für die Seele. Ein Ritual der Liebe. Auch zu sich selbst. Das kann 10 Minuten dauern oder Stunden.

# Ihr GLYX-Tag

## Die wichtigsten Regeln

Wenn Sie sich an jedem GLYX-Tag an ein paar Regeln halten, purzeln die Pfunde und die neue Energie wächst und wächst.

### Puls messen und Tagebuch führen

Messen Sie morgens noch im Liegen Ihren Puls. Er ist der Indikator für Ihre Fitness. Je fitter Sie werden, desto gemütlicher schlägt das Herz, desto niedriger ist Ihr Ruhepuls. Tragen Sie den Wert in Ihr Tagebuch ein.

INFO

### Die GLYX-Karte 32

- **Auf Karte 32 finden Sie 175 Lebensmittel mit ihrem jeweiligen GLYX und Schlank-&-Fit-Faktor. Diese Karte begleitet Sie durch die nächsten vier Wochen.**
- **Von Lebensmitteln mit einem grünen Schlank-&-Fit-Faktor können Sie so viel essen, wie Sie wollen. Nur bei Kohlenhydrat-Lieferanten wie Brot, Nudeln oder Reis essen Sie eine kleinere Portion – nicht mehr als 2 Scheiben Brot pro Tag und 50 Gramm von einer GLYX-niedrig-Beilage.**
- **Gelb bedeutet: Eine kleine Portion genießen.**
- **Rot heißt: Als seltene Delikatesse in winzigen Mengen auf den Speise-Plan nehmen.**
- **Auf dieser GLYX-Karte finden Sie auch den Eiweißgehalt der Lebensmittel. Achten Sie darauf, dass Sie mindestens 1,5 Gramm Eiweiß pro Kilo Körpergewicht aufnehmen.**

### Aufwachen, Wasser trinken

Bevor Sie aufstehen, trinken Sie ein Glas Wasser, das auf dem Nachttisch bereitsteht. Theoretisch müsste Sie der gastrocolische Reflex binnen zehn Minuten aus dem Bett holen: Sie müssen auf die Toilette. Das passiert mit Sicherheit, wenn die Verdauung stimmt. Und das tut sie künftig.

### Wiegen

Nein, Sie steigen jetzt nicht auf die Waage. Das tun Sie nur einmal die Woche, und zwar am besten auf eine Bio-Impedanzanalyse-Waage. Die misst nämlich genau das, was Sie verlieren wollen: Fett. Und kontrolliert, ob die Muskeln bleiben.

### In die Sportschuhe

Jetzt gar nicht viel nachdenken, sondern gleich fertig machen fürs Nüchterntraining (wer das nicht verträgt, trinkt ein Glas Sojamilch oder isst einen Apfel). Noch schwimmen Fettmoleküle im Blut, die das Wachstumshormon nachts freigesetzt hat. Und die wollen verbrannt werden – auf dem Trampolin, draußen mit oder ohne Nordic-Walking-Stöcke. Werfen Sie vorher einen Blick auf Karte 33 und berechnen Sie Ihren Wohlfühlpuls für diesen Tag. Wenn Sie 30 Minuten trainieren, erhöhen Sie den Grundumsatz (Fettverbrennung) für den ganzen Tag.

Wer Lust hat, hängt das 10-Minuten-Muskelprogramm und die Dehnrunde gleich an. Ansonsten schieben Sie das auf den Nachmittag. Ideale Biorhythmus-Zeit: 16 bis 18 Uhr. Dann nämlich sind die Muskeln auf Wachstum eingestellt.

### Nun frühstücken

Tanken Sie Energie für den Tag: GLYX-niedrig, damit Sie nicht gleich wieder Hunger haben. Ideal ist die Kombination Eiweiß plus Obst. Die finden Sie zum Beispiel im Zellschutz-Cocktail von Karte 30 oder auf den Karten 24 (Milch & Co) und 27 (Obstkorb).
Halten Sie sich nicht sklavisch an den Frühstücksvorschlag auf den GLYX-Tageskarten, sondern hören Sie auch auf Ihren Bauch: Auf was haben Sie morgens Lust? Wer Kohlenhydrate braucht, isst ein Müsli (Karte 28), wer Brot braucht, wählt ein Roggenschrotbrot oder das GLYX-Brot von Karte 30. Darauf passen Hüttenkäse, Lachsschinken, Quark mit GLYX-Marmelade (Karte 27) oder Tomate (Karte 16). Noch mehr Vorschläge finden Sie auf den GLYX-Bringer-Karten. Werfen Sie einfach mal einen Blick darauf.

### Nur kein Stress

Stress macht dick. Setzen Sie ihm immer, wenn er hochkocht, eine kleine Entspannungsübung von Karte 40 entgegen: eine Atemmeditation für Ruhe und Kraft, ein Mudra für mehr Gelassenheit oder eine Muskelübung gegen den Zorn.

### Was gibt's zu Mittag?

Auf Ihren Tageskarten finden Sie Vorschläge für ein leichtes Mittagessen, das Sie auch mit ins Büro nehmen können. Zeitlose werfen einen Blick auf die Rubrik »Quickies«. Sie können sich aber auch am Salatbuffet in der Kantine (oder im Restaurant) bedienen und dazu Fisch, mageres Fleisch oder Geflügel essen. Ebenfalls eine gute Wahl: eine große Portion Gemüse mit einer kleinen Portion Beilage, ein italienischer Vorspeisenteller, Minestrone, Salat Niçoise oder Mozzarella mit Tomaten, ein Teller mit Räucherfisch oder Schinken. Essen Sie nur ein kleines Stück Brot dazu, am besten Vollkorn.

### Das essen Sie abends

Auch für Ihr Abendessen finden Sie auf jeder GLYX-Tages-Karte einen Vorschlag. An diesen können Sie sich halten – müssen es aber nicht. Warum sollten Sie Pilze essen, wenn Sie die nicht vertragen? Picken Sie einfach ein Rezept heraus, das Ihnen schmeckt. Wichtig: Wer gut abnehmen will, hält die Kohlenhydratportion (Beilage/Obst) abends klein oder lässt sie ganz weg. Essen Sie lieber Vitamine und Eiweiß (Gemüse mit Fisch, Tomaten mit Mozzarella, Putenschnitzel mit Salat). Auch ein Gläschen trockener Wein passt gut zum GLYX-Menü.

### Gute Nacht

Treibt es Sie vor dem Schlafengehen noch einmal an den Kühlschrank? Dann essen Sie ein Milchprodukt mit einem Teelöffelchen

Akazienhonig oder einen Vollkornkeks mit Quark. Manchen freut vielleicht noch eine heiße Gemüsesuppe, anderen tut stattdessen ein 10-Minuten-Spaziergang gut. Wenn Sie Schwierigkeiten beim Einschlafen haben, holen Sie Karte 40 heraus und machen die Übung gegen das »Affengeschnatter« im Kopf.

### Zwischendurch snacken

Wenn Ihnen drei Mahlzeiten pro Tag genug sind, dann hat Ihr Körper ausreichend insulinfreie Zeit, um Fett abzubauen. Kommt zwischendurch trotzdem einmal Hunger auf, knabbern Sie Gemüsestreifen (Karte 25) mit einem Joghurt- oder Tofu-Dip. Oder wählen Sie einen der Snacks von Karte 30.

### Tipps für unterwegs

Auf Achse? Dann füllen Sie den Zellschutz-Cocktail von Karte 30 oder die Blitz-Minestrone von Karte 26 in eine Thermoskanne. Auch andere Rezepte lassen sich gut vorbereiten und mitnehmen. GLYX-Alternativen für außer Haus: Salatbar, Fisch und Gemüse, italienische Vorspeisen, ein halbes Hendel vom Grill.

### Trinken, trinken, trinken ...

... am besten jede Stunde ein Glas Wasser mit Zitrone. Das kurbelt den Fettstoffwechsel an. Auch gut: Früchte- oder Kräutertee ohne Zucker. Gegen zwei Tassen Kaffee und ein Glas trockenen Wein hat auch der Arzt nichts. Und ein Glas Gemüsesaft am Tag ist ein Muss.

INFO

## Karte 31: Die Einkaufsliste

Karte 31 ist für den Anfang die wichtigste Karte, denn alle dort aufgeführten Lebensmittel gehören in die GLYX-Küche. Kopieren Sie also gleich einen ganzen Satz davon.

- Legen Sie sich einen GLYX-Vorrat zu und packen Sie alles, was bei Ihnen zu Hause steht und nicht der GLYX-Philosophie entspricht, in eine Kiste. Ganz weit weg verstauen (oder gleich verschenken).
- Sobald der Vorrat zu Neige geht, notieren Sie sich auf der aktuellen Liste, was Sie nachkaufen müssen. Keine Zeit? Suchen Sie sich einen Einzelhändler in Ihrer Nähe, dem Sie die Liste telefonisch durchgeben. Dann brauchen Sie die Tüten nur noch abzuholen. Vielleicht hat der Händler ja sogar einen Lieferservice.
- Nehmen Sie sich vor jedem Einkauf die GLYX-Bringer-Karten der nächsten zwei bis drei Tage vor und notieren Sie auf Ihrer Einkaufsliste, was Sie brauchen.
- Tipp für Bio-Freunde: Im Internet finden Sie unter dem Begriff »Bio-Kiste« Lieferanten, die Ihnen einmal pro Woche eine Kiste mit frischen Lebensmitteln nach Hause liefern – von Nudeln, Milch und Sojaprodukten über Brot, Käse, Wurst und Fleisch bis zu Obst und Gemüse der Saison.

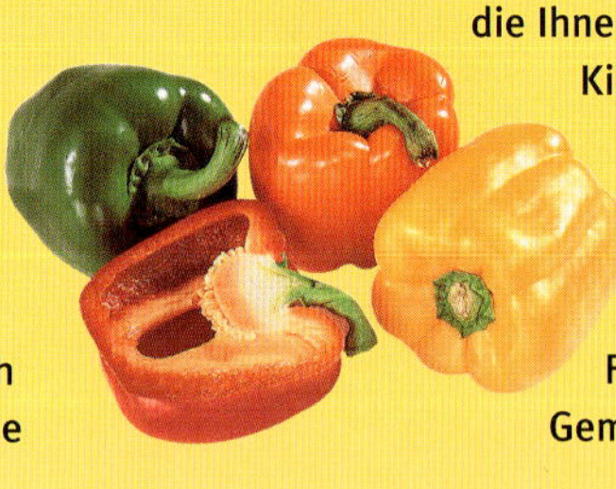